5つの生物学的自然法則

新医学
五つの生体自然法則
「精神面から見る病気の原因」の概論
ビェルン　アイブル
Copyright © 2018 Björn Eybl

精神面から見る病気の原因
リケ・ゲールト・ハマー(Ryke Geerd Hamer)医学博士、神学修士により発見された五つの生体自然法則
療法士と患者のための病気辞典
500以上に及ぶ事例紹介
翻訳：磯部ベッカー幸枝
増訂第7版　2018年　33-1／3出版社　アメリカ合衆国
ビェルン・アイブル（Björn Eybl）
精神面から見る病気の原因
リケ・ゲールト・ハマー医学博士、神学修士により発見された５つの生体自然法則

ISBN 978-1-948909-38-9

Library of Congress Number: 2018900187

「オーストリアでは医師でない私が病気を治すことは許可されていない。だから敢えて言及しておくが、私
は人の病気を治したことはない。ＬＮという私の治療方法を施した場合でも人の病気を治したことはない。
病気を治せるのは神と自然、そして患者自身に他ならないのである。」
本書に書かれた内容、助言は基本的にハマー博士の医学的見識と著者の自然医療現場での経験に基づ
くものである。読者に指標を与えるものではあるが、療法士の診断や治療に替わるものではない。本書で勧
めている治療薬、治療法に対し、またそれを用いたために問題が生じた場合、著者はその責任を負わない。
本書の表紙、導入部、辞典部にある人体構造を示す図はウィーンのイラストレーターにより描かれ、ハマー
博士が示した由来胚葉による分類に基づき著者が色付けをした。

米国で印刷されています。

5つの生物学的自然法則

ビェルン　アイブル
（Björn Eybl）

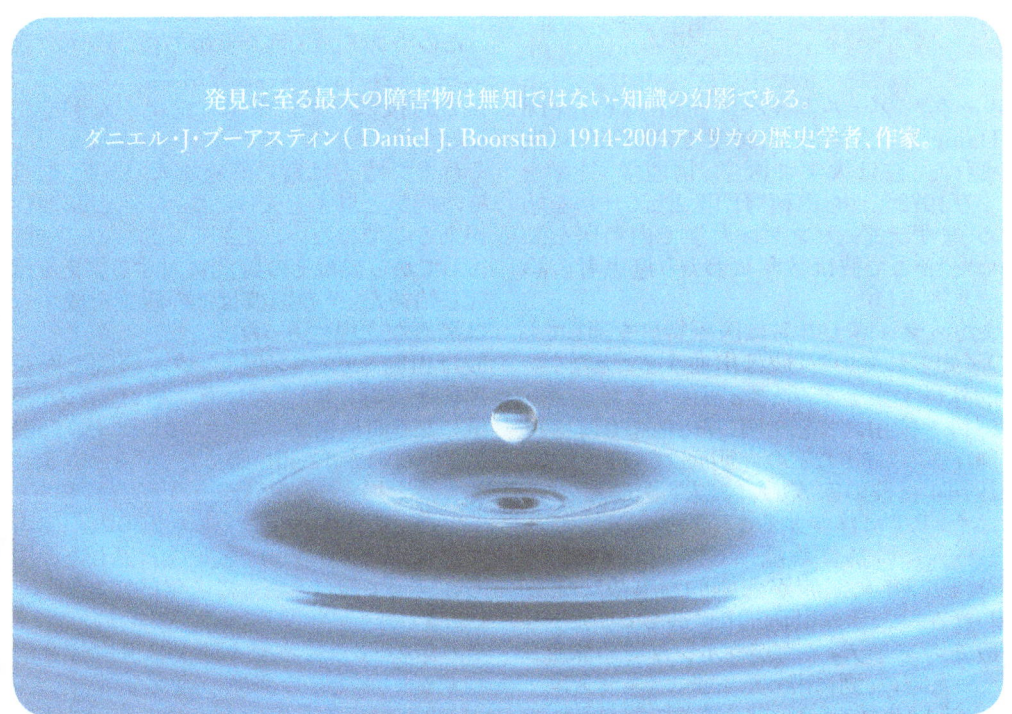

発見に至る最大の障害物は無知ではない-知識の幻影である。
ダニエル・J・ブーアスティン(Daniel J. Boorstin) 1914-2004アメリカの歴史学者、作家。

序論

親愛なる読者の皆様、
本書を読み進めると、信じがたいと思われることもあると思う。それは当然のことである。私が17年前にこの精神と病気の関係性を探究した時、私も全てを信じることはできなかった。
幸いなことに、この新医学を信じる必要などない。信じる代わりに自分自身で確かめることができる-自分自身の体で。例えば鼻水が流れる時、その前に何かのことで「どうも臭い！」と思った事に気づいたりするのである。ゆっくりとしかし確実に、信じることが知識となっていく。
健康と病気に対する全く新しい見解へとこの五つの生体自然法則は扉を開いてくれる。
従来の医学は過去のものとなり、私達の目の前にあるのは栄光と美に満ちた自然、そして自然と密接に繋がっている新医学である。新医学は科学的、(生物)論理学的でありながら、しかも極めて人間的でもある。
従来の医学はそれ自身がたてた論理的推論により自家撞着に陥ってしまっているという事実はまさに運命の皮肉であると言わざるを得ない。
五つの生体自然法則は病気(また精神病)を理解しやすく説明し、その法則はどの患者においても証明され得る。従来の医学とは違い仮説(証明されていない仮定)を立てる必要は全くない。
著名な医療ジャーナリストPeter Schmidsbergerは次のように語っている。「もしハマー博士の説が正しいとすれば従来の医学書には古紙ほどの価値もなくなる。」
本書で私は五つの生体自然法則を簡単にわかりやすく説明したい。
私はここで主に癌との関連性を取り上げるが、五つの生体自然法則はほぼすべての病気とその経過を説明するものである。
私達が知っていようが、知っていまいが、信じようが信じまいが、この法則は働いているのである。人間に限らず動物にも当てはまり、別の形で植物においても当てはまる。
　この法則が当てはまらないのは怪我、中毒、栄養不足による病気(例えばビタミンC欠乏による壊血病.)のみである。

五つの生体自然法則の発見者

リーケ　ゲールト　ハマー（RykeGeerd Hamer）　医学博士、神学士は1935年に生まれた。彼は大学で医学、物理学、神学を学び1972年から内科専門医として仕事を始め、まずテュービンゲン大学で内科医を勤めた。そこで彼は数年にわたり癌患者の診療に従事した。

またハマー博士の名は医療特許を通してもよく知られている：彼は出血することなく整形外科手術をすることを可能にしたハマー外科手術用メスを発明した。他にも彼は特殊な骨のこぎりなどの発明もしている。

1976年に彼の家族6人（夫人も医師だった）はイタリアに移住することを決め、そこで貧しい人々の為に診療所を開く計画を立てた。1978年に家族が悲劇的な事故に見舞われるまで、事は計画通りに進んでいた。

最愛の息子ディルクがコルシカで船旅をしていた時に、酒に酔った王子　エマヌエーレ・ディ・サヴォイアにより誤って銃殺されてしまったのである。酒に酔った王子が銃弾を放ち、他のボートで寝ていたディルクにあたったのである。18回の手術の後、ディルクは父親の腕に抱かれて息を引き取った。その三か月後にハマー博士に精巣がんが発生した。

それまで博士は常に健康な人だった。彼はその病気と息子を失ったことに何か関連性があるのではないかと思うようになった。回復してから彼はその疑問に対する答えを探究し始めた。その頃彼はその研究を成すには最適な立場にあった。

彼は当時ミュンヘン癌センター病院で医長補佐として仕事をしていた。彼は患者に「病気になる前に何かショッキングなことを経験していないか」と聞き始めた。すると実際に例外なくすべての患者がそのような経験をしていた。彼がインタビューした200人の患者すべてがそのような経験を彼に話したのである。そして彼はそれらの医学的記録を詳しく調査した。

その年の10月にハマー博士は医師達に討論するようにとその発見の論文を提出した。すると彼はその見解を否定するか、さもなければ病院を去るようにと言う選択を迫られることになった。ハマー博士にはその見解を否定する意志はなく、毅然として日夜研究を続けた。

ハマー博士が病院を去ったそのすぐ後に彼は「がんの鉄則」の体系化を実現した。調査された患者数は当初200人であったが、今日に至るまでに40,000人を超える患者が調査、評価されたが一件として例外はなかった。

癌は精神的要因により引き起こされるということは既に古くから推測されていた。ハマー博士の研究によりそのことを証明する実体がついに現れたのである。2004年までハマー博士は彼の発見を「新医学」と呼んでいた。今日「ゲルマン新医学」®と称されている。

この名称は著作権により保護されているため、本書では新医学または五つの生体自然法則と呼ぶことにする。

2017年7月2日にハマー博士は移住先のノルウェーで亡くなった。彼が生前に希望した通り、遺体はドイツのエアランゲンに埋葬された。その地でハマー博士は夫人とともに幸せな歳月を過ごしたのである。

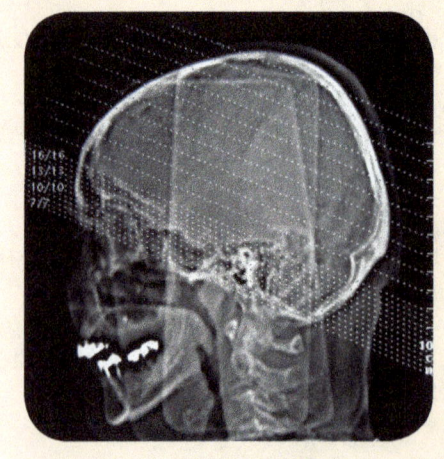

コンピュータ断層撮影（CT）= X腺層処理：脳の多数平行断層面画像作成。
・標準的な脳CTでは約30枚の脳内断面図が撮られる。

第一の生体自然法則[1]
トラウマ

第一則： 全ての病気（これ以降合理的生体特別プログラムとする）。ドイツ語でSBS；「Sinn-volles biologisches Sonderprogramm」略）はいつも困難で極めて深刻かつ孤独な状態でのトラウマの経験-ショックにより、精神、脳、器官のレベルで同時に発生する。

第二則：ショックを受けている時のトラウマの内容、すなわちどのような感情が感じられるかにより合理的生体プログラムが脳のどの位置に、またどの器官に現れるかが決定される。

第三則：合理的生体特別プログラムは精神、脳、器官のレベルで同時に進行する。

個体がトラウマの打撃に襲われ、上記の条件が満たされた場合、それを生体のトラウマまたは苦難をもたらすトラウマと言う。小さなトラウマは小さな病気を起こし、大きなトラウマは大きな病気を起こす。

ハマー博士の息子の場合を考えてみよう。ハマー博士はその様なトラウマのショックを「ディルク・ハマー症候群」と呼んでいる。全く予期していなかったことに不意打ちを食らい、打撃を受けるのである。

ここで言うトラウマとは日常の心配事や問題、非常事態など、それに対して順応可能または準備可能な苦痛のことではない。トラウマの打撃とは劇的な出来事に遭い、奇襲される瞬間のことである。個人的に試練に遭い、その瞬間完全に孤独であると感じる場合である。その危機的状況を人に話すことができない、または話したくない（孤立）。

その様な状況では理性とか論理は全く役に立たない。ショックを経験し感じるのである。そのことだけで頭がいっぱいなのである。

このような経験をしている瞬間に合理的生体特別プログラム（SBS）が始動し、精神、脳、関連する器官に変化が起こる。

そのトラウマの内容により脳のどの位置に、またどの器官に影響が及ぶかが決まる。

事例
母親が4才の娘の手を握り、歩道で近所の人と話していた。女の子は道路の別の側に友達がいることに気付いた。突然その子は母親の手を引き離し、道路に飛び出した。急ブレーキで止まる車のタイヤの音が聞こえ、次の瞬間、母親は動かずにアスファルトの上に倒れている女の子を見た。

まさにその瞬間にショックを受けた。そのショックは母親にとって不意の打撃であった。劇的な、全く予期していなかった状況である-典型的生体のトラウマである。この瞬間この若い母親に合理的生体特別プログラムが始動する。この場合、母-子-心配のトラウマである。

この事例のその後を見てみよう：女の子は重傷を負い、母親はその子を病院に連れて行った。女の子は手術を受けたが状態は深刻だった。女の子が生き延びることができるかどうか、医師にも分からなかった。

母親はトラウマに苦しみ「トラウマ活性段階」に

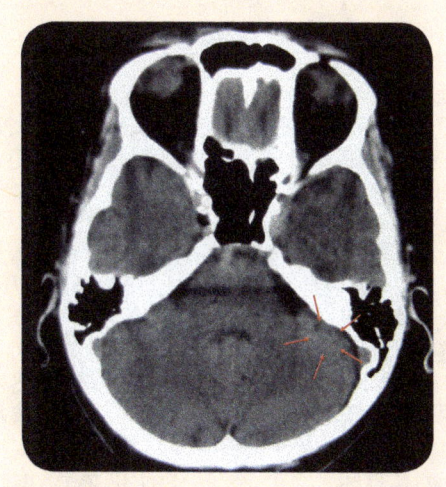

ハマー病巣
深刻なトラウマの打撃は脳に跡を残す。この球形のものは脳CTでは丸い円盤状に見える。
図中の矢印は小脳の右側に再発した活性期の病巣を示している。この病巣は左乳房の乳腺と関連している（母-子-心配のトラウマ）

---

[1] ハマー博士著「KREBS und alle so. Krankheiten」28ページを簡略化。Amici di Dirk 出版社 2004, ISBN 84-96-127-13-3

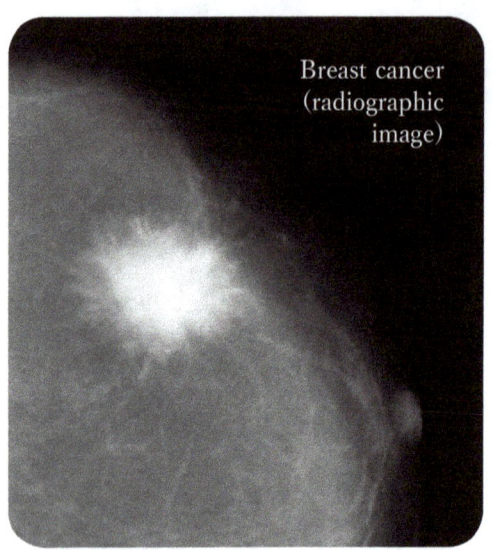
Breast cancer (radiographic image)

女の子はまだ病院にいた。母親はまだ持続的ストレス下にあった。母-子-心配のトラウマが続く限り、乳がんは大きくなり続けた。
数週間後に医師が次のような報告をした:「娘は困難な状況を乗り越えた。後遺症に苦しむこともない。」と。
母親にとってはこれ以上の良い知らせはなかった=トラウマ解消。
その時点から回復期が始まった。母親はまた生きていることに喜びを感じることができるようになった。にもかかわらず彼女は昼も夜も眠たかあった。つまり「冷たい段階」である。
この時、精神、脳、器官に影響が及んでいる。
精神面
持続的ストレス状態。母親は昼も夜も娘のことばかり考える(強迫思考)。眠れない、食欲がない、体重が減る、手が冷たい。
脳
トラウマの起きた瞬間から小脳の特に乳腺中枢部にはっきりとしたハマー病巣が見られる(下図参照)。
器官
乳腺において新陳代謝が進み、細胞が分裂する=乳がん。一見して特に意味はないように思われるが、生物学的観点から見ると別の見方ができる。
動物世界における似たような状況
母羊から一頭の子羊がオオカミに奪われてしまった。即座に母羊は全力を尽くして走り、絶え間ないストレス下で、子羊を取り戻すために全てを試みた。
そのため母羊は母-子-心配のトラウマに苦しみ、乳腺細胞が増殖を始めた。その事により母乳の産生が増え子羊が早く回復するための栄養を得ることができる。
このことがまさに生物学的意味であり、自然の賜物である。文明とほとんど接触がない、または全く接触がない民族においてはこのことは未だに意味を成す-傷ついた子供が早く治癒することができるのである。
ここで先ほどの事例にもどってみよう

ハマー病巣の位置により、どの器官が影響を受けるかをはっきりと知ることができる。またラウマ活性状態であるのか(縁がはっきりしている)、または患者は既に回復期にある(水分停留=浮腫のため縁がぼやけている)のかを説明することもできる。
ハマー病巣を精神の指紋と言うこともできる。これは脳をさらに超えて、精神が全ての器官を支配しているということを示す生きた証拠である。
下図には縁がはっきりとした二つのハマー病巣が見られる(喉頭と気管支への中継部)。このことはトラウマが活性状態である、つまりまだ解消されていないことを示す。

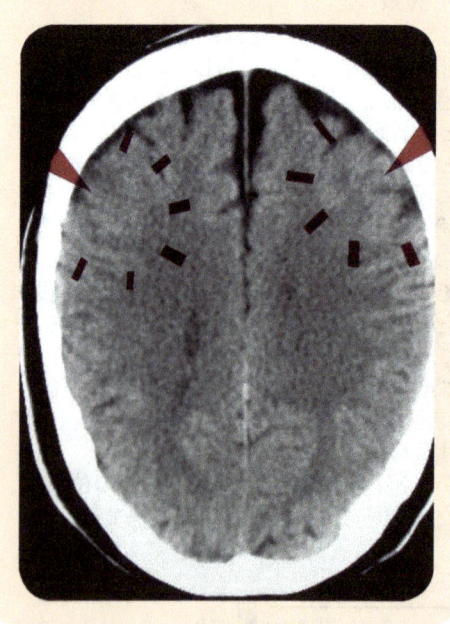

った。疲れを感じ頭が痛かった(脳-この場合小脳-の腫れからくる=ハマー病巣の回復)
食欲は元に戻り、手は暖かくなった。しかし最も重要なことは：最近増殖した乳腺細胞がまた減り始めたことである。もしこの段階で乳房を検査するとすれば、細胞は減るのではなく、その逆だと思うことだろう。乳房は暖かく、腫れているのだから。しこりは以前よりも大きくなった。それはしかし回復を示す良い兆候なのである。なぜなら結核菌が過剰な乳腺細胞を取り除いているからである-この件に関しては後述する。
どの器官において合理的生体特別プログラムが始動するかはトラウマの打撃を受けときどのように感じるかにより決まる。

別の例：
夫が他の女性とベットにいるところを妻が目撃した。このような場合の妻の感じ方はいく通りもある。

・例えば「女性の勢力範囲喪失のトラウマ」：「なぜ夫は自分とはセックスをせず、別の女性としているのか？」-影響が及ぶ器官：子宮頸
・または「自己価値のトラウマ」(この若い女性と自分は張り合えない)-影響の及ぶ器官：頸部筋肉
・または「恐怖-嫌悪-トラウマ」(例えばその女性が売春婦である場合＞器官への影響は低血糖として現れる(膵臓)
・または「勢力範囲を画するトラウマ」(「この男性は自分の夫であり、自分の勢力範囲に属する。」)尿路感染症-膀胱炎(嚢胞)回復期において
・妻は既に夫を愛していなく、自分自身ボーイフレンドがいる=トラウマはなく、合理的生体特別プログラムも始動しない。
上記のような合理的生体特別プログラムは個々別々であり、それぞれが極めて特殊な生物学的目的を果たす。

第二の生体自然法則[2]
二段階からなる経過

自律神経系は活発な神経(交感神経)とその逆の休息の神経(副交感神経)からなっていることは従来の医学で知られている。交感神経は目を覚ましている時(仕事、スポーツ、ストレス)に働く。I
副交感神経は休息時、リラックスしている時、回復時に任務を引き継ぐ。
普通の昼と夜のリズムではこれらの神経は時計の振り子のようにその分担を交換しあっている。
(下図の左部分参照)
しかしトラウマの打撃を受けた後、体は自動的に持続的ストレス状態になるということをハマー博士は発見した。私達はこのことを自分自身で確かめることができる：事故が起きる-極度の苦痛(生体のトラウマ)：すぐに手が冷たくなり、食欲がなくなり、心拍と呼吸が速くなり、一つのことで頭がいっぱいになる。このような状態の

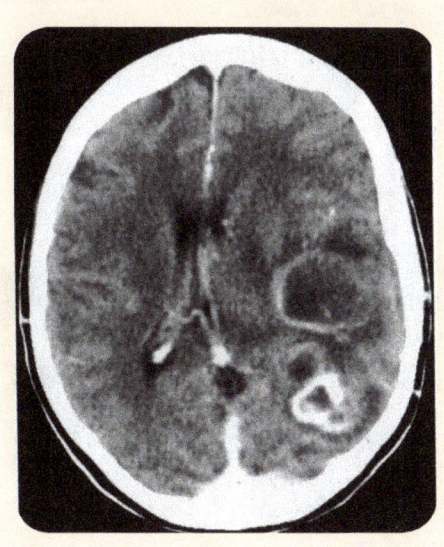

「脳腫瘍」
トラウマ解消後のハマー病巣：はっきりとした円形の縁は既に見えなくなっている。ぼんやりとした縁は残ったX線不透過性造影剤によるものである。従来の医学ではこの回復期を「悪性脳腫瘍」と呼んでいる。新医学に基づく経験から見てこのような像は害のないものである。従来の医学では多くの人々が恐怖、パニック、「治療」(化学療法と放射線療法)により命を落としている。

---

[2] ハマー博士著「KREBS und alle so. Krankheiten」44ページを簡略化。Amici di Dirk 出版社 2004, ISBN 84-96-127-13-3

時、私達は持続的ストレスの「冷たい段階」にあり、これを「トラウマ活性状態」と呼ぶ。交感神経系が夜間をも支配する：よく眠れない、または全く眠れない（図の左から二番目の部分参照）
子供にたいする「心配のトラウマ」に見舞われた母親の例をもう一度取り上げてみよう。彼女は子供が事故に遭い、生き延びれるかどうかわからなかった。彼女の手は冷たく、食欲はなく、ほとんど眠れなかった。
その数週間は極度に交感神経優位状態だった。そしてトラウマを解消する知らせを受けた。「女の子は完全に回復する！」と。
この良い知らせを受けると、事態は一変した。彼女は副交感神経優位状態になり、第二段階、回復段階が始まったのである。
この段階では：手は暖かく、健康的食欲があり、睡眠を欲し、発熱、頭痛がある。そして当然痛みを伴い乳房が腫れる。
この回復段階は「暖かい段階」とも呼ばれ、長くてもトラウマ活性段階と同じくらい続く。
回復段階はほぼ中間に回復期山場により中断される。
図の左から三番目の部分参照）。
全段階を通してこの山場が最も危険な時である。回復期山場として最も良く知られているものとして癲癇、卒中、心筋梗塞が挙げられる。この「冷たい日々」に再生画像のようにトラウマを感情的に、また肉体的に再度経験するのである。この山場の時期から正常な状態への方向転換が始まる。脳の浮腫と器官から水分が絞り出される。そのため回復段階山場を過ぎると「おしっこの段階」となるのである。
昔の田舎の医者はこの山場のことをよく知っていた。「このに三日を生き延びれば峠を越える！」と言ったものである。
しかし残念なことに現代の医師はそのことをほとんど知らない。そのためなぜ心筋梗塞がほとんどの場合、平穏な状態でリラックスしている時（週末の初め、週末の間、また終わり）に起こるのかを誰も説明できないのである。
従来の医学で言われているように冠血管が詰まるために心筋梗塞が起こるとすれば肉体が活動している時（仕事、スポーツ）に起こるはずである。
心筋梗塞は実は「勢力範囲喪失のトラウマ」（望まぬ退職、解雇される、パートナーが離れて行った、など）の回復期山場なのであり、トラウマ活性段階が9か月以上続く場合のみ生死に関わる。
この第二の生体自然法則の興味深い点はほ

トラウマが解消された場合の病気の経過-新医学におけるもっとも重要な図*

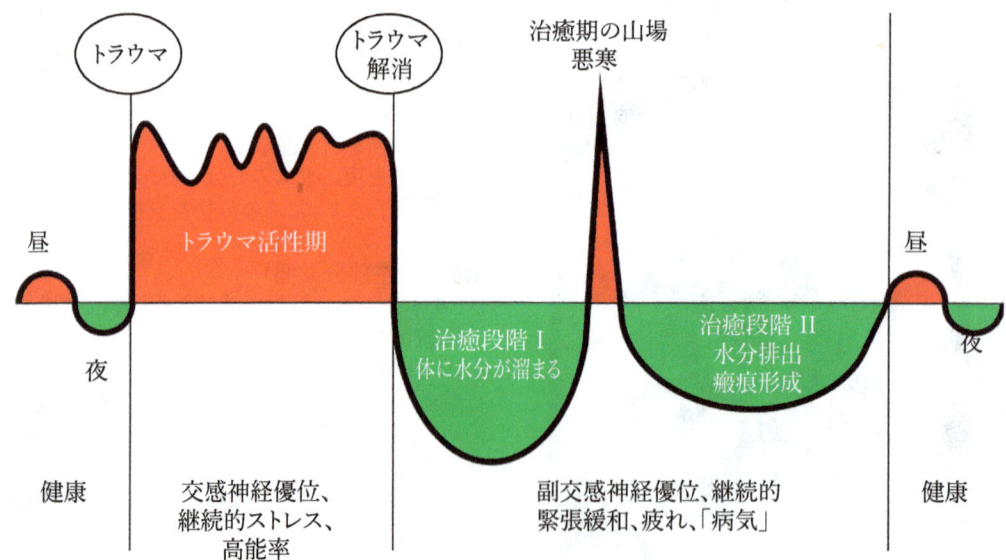

*　ハマー博士著「German New Medicine–Brief Information」14, 15ページ参照

とんどの「病気」の症状は第二段階に現れ、実際は回復の症状であり（風邪、咳、泌尿器感染症、アトピー性皮膚炎など）、既に治療は必要ないということである。既に回復の途上にあるのに治療をするというのは愚かなことである。もしトラウマを解消できない場合衰弱し、消耗しきってしまうということもある。器官が徐々に弱まり最終的に死んでしまうということもある。もしトラウマが解消されない場合はトラウマの枠内で何とか対処する方がいい。つまり、トラウマがまだ活性状態であっても、その状態で何とか生きて行けるようにするのである（トラウマを小さく変換する）

左利きか右利きか？手をたたいてテストする

新医学では利き手がどちらかということは重要な意味を持つ。利き手は既に生まれる前から脳に定められていて一生変わらない。

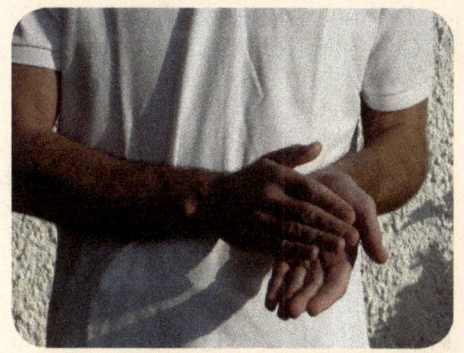

右手が上：生まれつき右利き

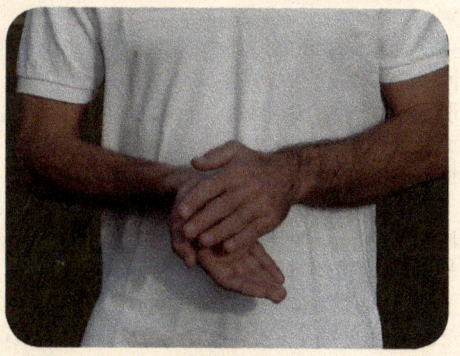

左手が上：生まれつき左利き

手をたたいてどちらの手が主導的に動くかを見る。上になる手、または主導的にたたく手が利き手である。今まで右利きであると思っていたにもかかわらず左利きであるということもある。何故なら子供の頃に矯正されている場合が多いからである。利き手がどちらかを確認することは新医学における重要な側面の一つである。何故ならそこに簡単な法則が見られるからである。
体の左側は母/子（自分の母親、自分の子供、または子供か母親のように思っている人または動物）の側である。
体の右側はパートナー（父親、兄弟姉妹、仕事または人生のパートナー、同僚、友達、敵、親戚）の側である。左利きの人にとっては全て逆である。
例えば右利きの人の左側の膝に問題がある場合、その人の母親または子供と関係がある。（膝は「運動/動く能力がないとい

う自己価値のトラウマ」に関わり、この場合は自分の母親または子供との関係においてである）
左利きの人の左側の肩が痛む場合パートナー（母親、子供以外の人）との関係における強度の自己価値のトラウマであることを意味する。例えば罪の意識：「自分はなんてひどいパートナーなんだろう！」

事例：
事故に遭った子供の母親が右利きであるとすれば、既にどちらの乳房に影響が及ぶかが分かる：左側の母/子の側である。右利きの人がどのように子供を抱っこするか見てみよう：子供の顔はたいてい左側の乳房のところにある。そのため合理的生体特別プログラムは左側の乳房に始動するのである。

第三の生体プログラム[3]
個体発生論に基づく「病気」の体系

ハマー博士は次のことに気づいた：トラウマ活性段階で腫瘍が増殖し、回復期に消滅するタイプの癌がある。
その一方でそれと全く逆の癌がある：トラウマ活性段階で細胞が破壊され回復段階に新たな細胞ができることにより回復される癌がある。つまり回復段階においてのみ腫瘍が見られるのである。
このことにはいったいどういう意味があるのだろうか？
発生学と三つの胚葉に関する知識をもってハマー博士はこの謎を解いた：
内胚葉、中胚葉、外胚葉があることは従来の医学で知られている。例えば消化器系は内胚葉で形成され、運動器系は中胚葉で、感覚器系と皮膚は外胚葉で形成される。
それに加えてハマー博士が発見したことはそれぞれの「細胞のタイプ」は脳の特定の部分により支配せれ、特定のトラウマに対して細胞増殖または細胞分解をもって反応するということある。
内胚葉由来の器官は脳幹により支配され、ストレス活性段階では細胞は増殖し、回復段階で細胞は分解される。小脳に支配せれる中胚葉由来の器官は内胚葉由来の器官と同じように反応する。
大脳、大脳白質と大脳皮質により支配される中胚葉と外胚葉由来の器官は上記と全く逆に反応する。トラウマ活性段階では細胞は分解され、回復段階で修復されるのである。
器官によっては複数の胚葉に由来するものもあり、理解しにくいが、前述の乳がんの事例を詳しく見てみよう。
トラウマ活性段階で小脳に支配される乳腺に余分な細胞が増殖した。回復期に小脳の支配により過剰な細胞はまた取り除かれた。
乳房にはしかし外胚葉に支配される細胞もある。母乳を乳頭に送り出す乳腺である。
この乳腺は全く別のトラウマに反応する。例えば「子供またはパートナーが自分の乳房から引き離されてしまった」-これを「別離のトラウマ」と呼ぶ。この別離のトラウマは大脳皮質にハマー病巣を発生させる（続きは15ページ）
もし母親がその事故をそのように感じたとしたらトラウマ活性段階で乳腺が細胞分解を起こし反応するということは説明可能な反応である。失われた細胞層は回復期にまた再生される-この時期は大脳皮質の支配下にある。
トラウマをどう感じるかと利き手、またそれぞれの胚葉との関連性は初めは混乱を招くと思う。しかし全てを一度に理解する必要はない。さらに深く理解したければビェルン・アイブル著「精神面から見る病気の原因(The Psychic Roots of Disease)」、ハマー博士著「Scientific Chart of Germanic New Medicine」を読んでいただきたい。またそのテーマに関連するインターネットのサイトも見ていただきたい。重要なことは：私達は体の中で起きていることは全て特定のシステムに従っているということを理解できるということである。どのようなトラウマに対して脳のどの部分とどの器官が影響を受けるのか、そしてそこで何が起きるのかを正確に知ることができるということである。
例えば「悪臭のトラウマ」（「もう我慢できない！」）はハマー病巣を大脳皮質に発生させ、鼻粘膜で細胞分解を起こさせるということが分かっている。そしてそれらの細胞は回復期にまた再生されるのである-一般に鼻かぜと呼ばれる。
「知的自己価値のトラウマ」（この仕事をするには自分は頭が悪すぎる！」）は大脳白質にハマー病巣を形成し、頚椎に細胞マイナスを起こす。回復段階に骨組織が修復される（=首痛）

第四の生体法則[4]
個体発生論的微生物体系

従来の医学では微生物は「良性」（腸内、口内、膣内細菌）と「悪性」（例えば結核菌）に分けられている。
多くの病気は「悪性」の微生物のせいであるといまだに信じられている。このような病気は「感

---

[3] ハマー博士著「KREBS und alle so. Krankheiten」67ページを簡略化。Amici di Dirk 出版社 2004, ISBN 84-96-127-13-3
[4] ハマー博士著「KREBS und alle so. Krankheiten」74ページを簡略化。Amici di Dirk 出版社 2004, ISBN 84-96-127-13-3

胚葉の分化

内肺葉 (脳幹)	中胚葉 「旧-中胚葉」 (小脳)	中胚葉 「新-中胚葉」 (大脳白質)	外胚葉 (大脳皮質)
消化器官、腎集合管、肺胞、子宮内膜、前立腺、平滑筋肉系、その他	内皮と外皮；真皮、心膜、腹膜、肺胸膜、乳腺、その他	支持組織、結合組織：骨、軟骨、腱、横紋筋の栄養、血管、卵巣、その他	感覚器官、表皮、心臓の動脈と静脈、扁平上皮、後頭部と気管支の粘膜、皮膜、歯のエナメル質、その他
欲しい/欲しくないのトラウマ-得るに値する/値しない何かを得られない/取り除くことができない	完全性欠損、名を汚される、攻撃、心配、争い、空の巣トラウマ	自己価値のトラウマ、自信欠如、自分は不十分な人間ではないかと疑う	社会的トラウマ、別離のトラウマ、勢力範囲喪失のトラウマ、嫌悪、拒絶のトラウマ、その他
トラウマ活性 機能亢進、細胞増殖/腺癌 （組織増加）	トラウマ活性 機能亢進、細胞増殖/腺癌 （組織増加）	トラウマ活性 機能低下、細胞分解/細胞分解/壊死 （組織減少）	トラウマ活性 機能低下、細胞分解/上皮潰瘍性癌（組織減少）
➕		➖	
回復段階 機能正常化 細胞分解	回復段階 機能正常化 細胞分解	回復段階 機能亢進、細胞増殖	回復段階 機能亢進、細胞増殖
➖		➕	

染症を呼ばれている。なぜこのような重大な間違いが生じたのかと言うとその病気の部位に細菌または真菌が見つかるからである。

建物が火事になり、その原因を分析する人に例えてみよう。

「過去10年間の大きな火事を調べてみた。結果は明確である。全ての火事現場には例外なく消防士がいた。そのため明らかに消防士と消防車が火事の原因である。」と言ったとする。もちろん馬鹿馬鹿しいことである。消防士は火事の原因ではなく、火を消してくれることは誰もが知っている。

これと同様のことが菌類、バクテリア、ウィルスに関しても言える。これらは病気を起こすのではなく、回復に関与しているのである。

微生物は数百万年にもわたって忠実に私達と共生している。私達は微生物と完ぺきな共益関係にあるのである。脳、体は微生物を頼りとしている。特殊な処理を行うように脳が微生物に命令を下す。この微小外科医は私達の細胞を作ったり破壊させたりする-回復段階においてのみである。

真菌とマイコバクテリアは私達の最古の共生者であり、脳幹から命令を受け内胚葉由来の器官(例えば腸のカンジダ菌、口内の口腔カンジダ菌)で過剰な組織を処理する。寝汗をかくのはこれらが活動していることを示す。

バクテリアにはいろいろな種類がある、それぞれがその部位で働いている。例えば淋菌は泌尿生殖器系で、コリネバクテリアは咽喉で働く。

小脳により支配されるバクテリアは組織を破壊し(例えば腫瘍を破壊)、大脳皮質により支配されるバクテリアは組織を増強する(例えば軟骨、骨)。

脳の最も新しい部分である大脳は核酸-タンパク質結合(ウィルス)と共に働き、損なわれた組織を回復期に(例えば、気管支、皮膚で)補充すると考えられる(まだ研究で明らかにはされていない)。

微生物は自然界の制御システムにおいて重要な役割を果たしている。大切にされるべきものである、闘うべきものではない。(体内における微生物の数は体の細胞の数を上回り、その比率は4対3である)!

五つの生体法則から見て予防接種は全て意味がない(効果が無いため)のみではなく、毒物(フェノール、ホルムアルデヒド、水銀、アルミニウム結合物、ナノ粒子など)が含まれているため極めて有害である。

抗生物質により細菌が殺されたため、例えばマイコバクテリアが欠如すれば、過剰な組織は分解されなくなる。

そうすると体は別の方法で処理する:結合組織で腫瘍をカプセル化(線維化)し新陳代謝から隔離する。

そのため、かつて活発に母乳を産生していた

乳房の場合にみる由来胚葉による反応の違い

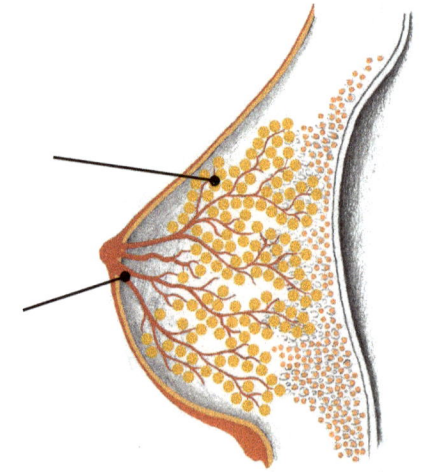

乳腺は中胚葉に由来する(小脳=旧-中胚葉)
> トラウマ活性段階に細胞生成
> 回復段階に細胞分解
トラウマ:心配、争い、空の巣トラウマ

乳管は外胚葉に由来する(大脳皮質)
> トラウマ活性段階で細胞破壊
> 回復段階で細胞生成
トラウマ;別離のトラウマ

図は濱博士著「Wissenschaftliche Tabelle der Neuen Medizin」表紙3ページ上左より引用、Amici di Dirk出版社.

細胞が合理的生体特別プログラムにより石灰化した塊になっているレントゲン画像を見ることがある。

自然が計画していなかったこととして現代人の旅行がある。数時間のうちに遠い国に行き、自分の体に馴染みのない微生物の世界で移動するのである。このことは問題になりかねないが、しかし鳥はそれに上手く順応しているように思われる。

第五の生体法則[5]
「病気」の生物学的意味

合理的生体特別プログラムと言う言葉が既に言い表しているように、全ての病気には特別な意味がある。「病気」の意味を理解可能にしたことは新医学の最高の価値ある贈り物である。それは目の見えなかった人が突然目が見えるようになった時の喜びにも例えられる。

かつて人は病気の意味を問い、運命または神の罰ではないかと考えた。現代医学はなぜ病気になるのかを問うことにほとんど時間を費やさなかった。人間は化学物質が詰まった袋であり、偶然の産物であるため、故障しやすいのであるという前提に立っている。

五つの生体法則により初めて私達は母なる自然が全てに良きように、秩序を保っていることを認識できるようになった。

この合理的生体特別プログラムは太古の昔からあり、何百万年にもわたり続いてきた。私達が予期せぬことに不意打を食らうときにのみこのプログラムは始動するのである。

「良性」か「悪性」か？

従来の医学では腫瘍が「良性」か「悪性」かは様々な判定基準により決められる。腫瘍の大きさの他に外見と増殖の仕方、そして重要な判断の基準となるのが顕微鏡による所見である（生検）：顕微鏡による分析の結果、もし多くの拡大した細胞が見つかり、その細胞の核も拡大している場合「悪性」と診断される（下図参照）。

---

[5] ハマー博士著「Neue Medizin® – Kurzinformation」29ページ参照

脳の部分による微生物の制御

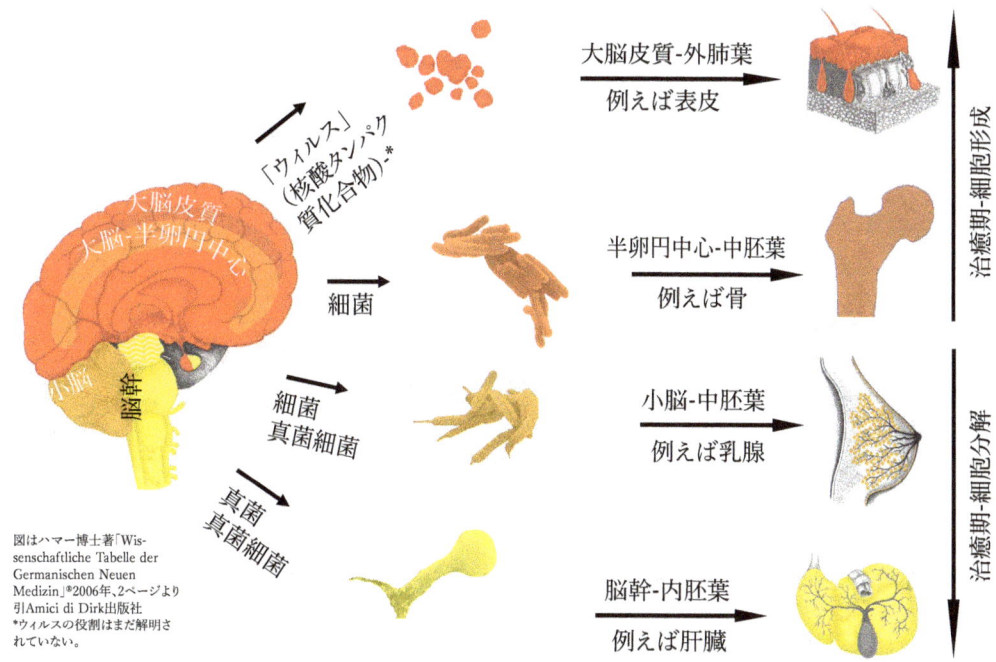

図はハマー博士著「Wissenschaftliche Tabelle der Germanischen Neuen Medizin」®2006年、2ページより引Amici di Dirk出版社
*ウィルスの役割はまだ解明されていない。

説明：体内の組織増殖はいつも同じように機能する：まず細胞が膨らむ。細胞の核とその他の細胞の構成要素が増大する。分裂する直前には細胞はそれ以前のほぼ二倍の大きさになる。
そして細胞自体が切れて分裂する。一つの細胞が二つになる。新しくできた細胞は他の細胞に比べて核が大きい。
「悪性」と言うより「成長中の組織」と言うほうが正しい。従来医学における「悪性」と「良性」の境界は全く明確ではない。
細胞組織学者はよく意見を異にする‐それは組織繁殖が始まったばかりのとき、またはほぼ静止状態に至った時である。
今日に至るまで細胞がなぜ急に増殖しだすのか分からなかった。「自然の誤り」であると思い「悪性」と呼んできた。五つの生体自然法則により、組織は単に意味もなく増殖するのではないということが分かった。そうではなく増殖は脳により制御される合理的生体特別プログラムに伴うものなのである。従来の医学の理論に従い、治りつつある傷口、または胎児の細胞を顕微鏡で調べると、「悪性」の組織増殖であると判断されることだろう。細胞と細胞核が拡大しているのは細胞分裂が活発であることを示す。骨折が回復するときの結合組織は骨癌の組織と全く相違しない。自己価値のトラウマ回復期に細胞増殖が起こることと同等と思われる。

別の例
妊娠中の女性においては乳腺細胞が増え乳房が大きくなる。妊娠しているということを知らずに組織学的検査をすれば「悪性乳がん」と判断されるだろう。
活性状態の「心配のトラウマ」を抱えている女性も全く同様である（「悪性乳がん」と診断される）。この場合も乳管は大きくなるのである。「心配のトラウマ」が解消されると細胞分裂は止まる。この時期に検査を受けると「良性乳がん」であると診断される。そして患者は「ああ、良かった！」と思うのである。
「良性」か「悪性」かに分類することは中世からの異物であり、科学とは無縁のものであることが分かると思う。中世においては人々は神とサタンを信じ、天国と地獄を信じていた。今日、「良性癌」と「悪性癌」、また「転移癌」と「危険なウィルス」というようなおとぎ話を人々は聞かされているのである。その目的とするところは今日も中性時代も同じである：金を巻き上げるために、人々を恐怖と依存状態にして置くのである。
中世においては人々は国に認められた教会に依存させられ、今日人々は国に認められた製薬、医療業界に依存させられているのである。

乳腺組織が増殖すること（乳がん）の意味は何か？

乳腺組織が増えることでより多くの母乳が産生され、子供に余分な母乳が与えられるようになる。母なる自然は子供が速く回復することを願っている。そのためより多くの栄養が与えられるようにするのである。トラウマが続く限り腫瘍は大きくなり続ける。子供はその満杯の乳房から母乳を飲み、事故による成長の遅れを早く取り戻すことができるのである。
大昔からあるこの合理的生体特別プログラムは自然のままで生活している民族においては今日でもその目的が完全に全うされている。彼らの社会では他の家の家族が病気である場合も必要であれば、母乳を与えるのである。想像しがたいことであるが、今日の私達の生活がいかに現代的（自然から離れている）になっているかを自然は配慮

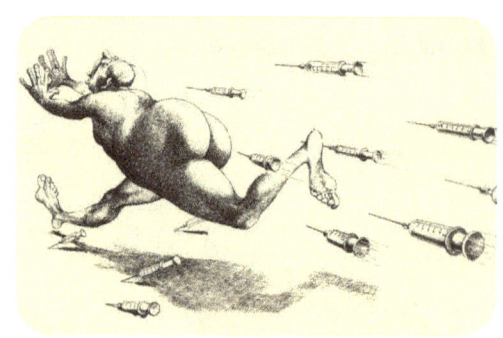

しないのである。

合理的生体特別プログラム‐実際的または比喩的な意味？
腸癌の場合

私達は進化は永遠に続いていると思っている。種が食べるためにお互い闘うように、人間も食べて子孫を繁殖するためにお互いに闘う。生きものは全てトラウマを経験し、それは生き延びると言うことにはつきものなのである。
文明社会におけるふるまい、うわべを繕ったりす

ることが私達にとってこれほど重要になるとは母なる自然は予想していなかった。私達現代人の感情は現実のものであるが、それに対応する合理的生体特別プログラムはもっと深いところで働く。

例えば、ある男性がビジネスパートナーを信頼し、多額のお金を託した。そしてある時、彼はパートナーに騙されたことに気づいた。食べ物の塊が内臓で詰まってしまうように、彼はその裏切りを消化できない。「消化できない怒り」、または「計略にはまってしまった」と言うトラウマに苦しみ、彼の精神は金銭に関わるトラウマを塊/食べ物の一片のトラウマと理解し、直ぐに大腸で細胞の産生が始まり、食べ物の塊を消化吸収することを助けようとするのである-トラウマが続く限りである。馬鹿らしく思われるかもしれないが、腸に骨がつかえているオオカミはそれで命が救われるのである。

睾丸がんの意味は？

例えば息子または妻が亡くなった、娘が遠くへ引っ越してしまった、かわいがっていた猫が車に引かれてしまったなどの喪失のトラウマを男性が経験するとその後、精巣で細胞増殖が始まる。トラウマ活性段階で細胞は破壊され、回復段階で新しい睾丸細胞が産生される。そして以前よりも細胞は多くなるのである。

まさにそこに意味がある：睾丸が大きくなり、より多くのテストステロン（男性ホルモン）とより多くの精子が産生される。テストステロンが増えることで男性の性欲が掻き立てられる。精子が増えるのは喪失を早く埋め合わせるためである。

猫を失ったためなのか、息子を失ったためなのかを人の精神は区別しないのはなぜか、今後の研究のテーマである。ともあれ、ペットの死を自分の生存に関わることとして受け止めると、この太古よりあるプログラムが始動し、早く繁殖することを促すのである。

男性の睾丸がんに相当するのが女性においては卵巣癌である。喪失のトラウマが解消されると、卵巣が活発化し、エストロゲンが大量に産生される。そして女性は性交しやすくなり、妊娠しやすくなり、男性にとっては魅力的にさえなるのである。繁殖のために理想的な状態である。自然はこのようにして早く喪失を埋め合わせようとするのである。

皮膚炎は別離のトラウマが乗り越えられたことを示す。トラウマ活性段階では症状がほとんど無いためにこの合理的生体特別プログラムの生物学的意味に気づく人はほとんどいない。

例えば、愛する人との肌の触れ合いがなくなり、そのことを苦痛に思うと、触れてほしいと思うまさにその個所が無感覚になり鱗屑ができる。細胞の分解が進行中なのである。同時に短期記憶にも影響が及ぶ：無感覚になることの目的は欲している肌の触れ合いを忘れることにある。

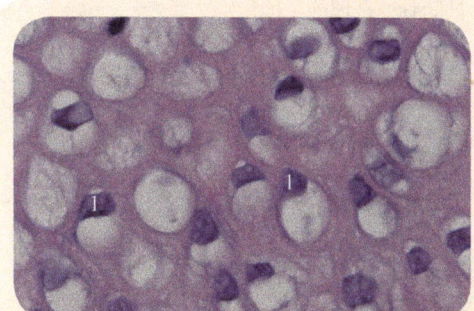

この二枚の写真は二人の女性の子宮頸部スメア検査のものである（400倍に拡大）
一枚目の写真には淡い、小さな、普通の大きさの細胞核を有するほとんど同じ大きさの細胞が見られる（1）。分裂しているのは僅かである＝増殖していない組織。従来の医学では「良性で正常」と診断される。
（二枚の写真出典は病院病理部）

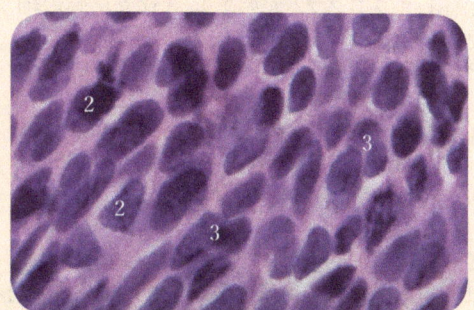

この写真には非常に拡大した細胞核を有する細胞が見られる（2）。被検査物の色が濃いのは細胞の代謝が盛んであることを示す。増殖している細胞もある（3）。
全体的に組織が増殖していることを明確に示している。従来の医学では「悪性」と診断される。新医学では女性的勢力範囲喪失のトラウマの回復期とみる。

このような自然の助けに対する代償は回復段階で払うことになる：発赤、腫れ、かゆみを伴い皮膚が再生される。このプロセスはアトピー性皮膚炎と呼ばれる。

もし皮膚炎が繰り返す場合は別離のトラウマが再発しているのである。またはトラウマを受けた時の環境（臭い、人、食べ物、音楽、その他）を通してトラウマを何度も思い出すということもあり得る。これら軌跡と呼ばれるものを通して合理的生体特別プログラムは毎回新たに始動するのである（＝アレルギー）

運動器系の痛みがある場合、動かずに静かにしているようにと言う意味がある。車も修理するときは止まっていなければならないように骨、軟骨、腱、筋肉もリラックス状態でのみ回復可能である。骨の場合、活発な新陳代謝のプロセスは骨膜下で進行する（炎症）。組織が再生されると痛みはなくなる。この合理的生体特別プログラムの後、骨は以前よりも強くなる（「贅沢グループ」）

気管支癌

この場合もトラウマ活性段階に意味がある。生物が勢力範囲-不安のトラウマ（例えば実績のあるマネージャーが、若くて優秀な同僚が彼のポジションを奪ってしまうのではないかと不安に思う。あるいは姑が同居することになり、息子の嫁のすることを絶えず干渉する）に苦しむと合理的生体特別プログラムが始まり、気管支粘膜の細胞が分解される。

そのため気管支の直径が大きくなり、その結果として呼吸能力が高まる。

正にそのことがこのプログラムの目的である。何故なら、賢明に奮闘することによってしかライバルを勢力範囲から追い出すことはできないからである。

このように短期的に能力が向上することの代償は回復段階において気管支炎または気管支癌と言う形で支払われる＝粘膜再生期に炎症と腫れ。

「転移癌」

従来の医学には推論が多いが、「転移癌」もそのひとつである。癌細胞が移動してどこか別の器官に定着すると考えられている。

事実は：動脈の血液中にがん細胞が見つかった、または確認されたことは未だかつて一度もない。

もし血液中に癌細胞が見つかるようであれば、献血は危険であるため現代医療では献血者の血液にがん細胞があるかを検査するはずである。しかしそのような検査は行われない。なぜそうなのか、医師に聞いてみるといい。不可解な答えが返ってくることだろう。

もし「転移癌」なるものは存在しないとしたらどうだろうか。

娘細胞と呼ばれるものは現代医療による死の宣告を受け、そのショックにより新しく発生するがんなのである。例えば「遺憾ながら悪性乳がんが発見された」と言うような診断を受ける場合である。五つの生体自然法則を知らず、その様なことを聞かされるとハンマーで殴られたように感じるのである。多くの人にとってそれ以上の悪い知らせは想像さえできない。

このような診断を受け、その瞬間患者が死の恐怖を感じると直ぐに新たな合理的生体特別プログラムがスタートする。

「死の恐怖のトラウマ」は肺胞での細胞増殖をもたらす。

そして数週間のうちに肺にコイン状陰影なるものが発見され（＝肺癌）。この合理的生体特別プログラムで体は余分な肺胞を生産しようとする。そのことは十分に空気を吸い込むことができないという死の恐怖と関連しているのである。

女性の場合同時に自己価値のトラウマを経験することがある。「乳房がなくなれば自分は女性として何の価値もない！」　このような場合、胸椎または肋骨で合理的生体特別プログラムが始動する。これを現代医学では骨癌と呼ぶ。

上記のことから何故動物には転移癌（二次的がん）が見つからないのかを説明できる。

獣医が「お宅の犬は癌です。」と飼い主に言っても犬は幸いなことにそれを理解しない。

犬は検査が終わったことを喜び、しっぽを振るのみである。そのためトラウマは経験せず、二次的がんになることもないのである。

治療

新医学における治療はまず生物学的関連性を患者に説明することである。患者にとって最も重要なことは体の中で何が起きているのかを理解することである。回復への道を妨げる最も大きな障害は不安とパニックである。

強い痛みがある場合でもそれが回復段階のものであり、いずれは消えるものであり、何かの意味があるということを患者が理解するだけで痛み

に耐えられるようになる。精神と自己治癒力を強めるものであればなんでも役に立つ。ほとんどの症状は回復段階で現れるので、大抵は一定期間治療をするだけで十分である。医薬と手術も治療には欠かせない。現代の外傷医療による事故後の対応は素晴らしいものである。腸の閉塞を除去する場合や腫瘍が大きくなりすぎて他の器官に影響が及ぶ場合、手術は役に立つ(これは常識である)。トラウマが解消されず、他の方法もやりつくした場合に白内障の手術や股関節インプラントをする事は賢明である。

更に自然医療の範疇にある全てのものは利用できる。「神様の薬局」(例えば薬草、水)は誰にでも役に立つ。

化学療法に対するハマー博士の見解:「化学療法を治療として販売していることは今日の医療における最大の欺瞞であろう。化学療法による拷問を考え出した者には地獄で銅像が建てられることだろう。」

何故がんで亡くなる人が増え続けるのか

- 健康診断:最近他界したオーストリア人医師Roithinger博士の言葉をここに引用したい:「健康診断は健康な人を医療システムに勧誘する最後の手段である。」彼はこれを「地引網」とも言っている。

例えば:乳がん検診。ほとんどの女性は人生において少なくとも一度は乳房に小さなしこりができる。昔はそんなことは気にもとめず、何も大げさなことはしなかった。しかし今日、穿刺、放射線治療、必要に応じ生検が行われる>このようにして多くの健康な女性が一朝一夕にして癌患者にさせられてしまう。この間にこの女性たちは診断のショックを経験し、時として死を招く現代医療の治療に対し期待と不安を抱くのである。

- 些細なことでもすぐに検査される-探せば見つかる-正確な診断がなされなければならない。例えば:昔は頭が痛い、物が二重に見える、めまいがするという患者にホームドクターは一週間ほど寝ているようにと言ったものである。しかし今日、即座に細部にわたるまで検査される。放射線検査、CTスキャン検査に送られ原因を探されるのである。そしてその結果「脳腫瘍」と診断されることはよくある(死亡率:およそ98%)
- 私達の生活は益々自然から遠ざかり、不健康になっている:日常生活で常時ストレスを感じている。人工的刺激によるストレス、ショック(スマートフォン、テレビのニュースとエンターテインメント)、加工科学食品、農薬、予防接種、ケムトレイル、電磁波スモッグ(、携帯電話、Wi-Fi,その他)、水に含まれる毒素(ホルモン。薬物の残り、フッ化物、塩素)、薬物(例えば抗生物質=ミニ化学療法)、化粧品その他多くのものによる中毒。

新医学ではだれでも生き延びることができるのか?

答えはNoである。新医学は生き延びることを保証するものではない。重要なことは私達の生命に五つの生体自然法則が働いているということ、私達は誰でもいつか死ぬということを認識することである。健康とは何であり病気とは何であるかを理解し、時として誰かが人生の最終章を閉じるところを目の当たりにする以外何もできない事を理解する。このようなことになるのは生物学的に見ると、トラウマが大きすぎたり、トラウマが何度も何度も繰り返され場合である。

私達は誰もがいつか死ぬ。その時が来ればどんな治療も効かない-それが運命なのである。

残念なことに二つの判断基準が存在する:新医学による治療を受けていた人が死ぬと大騒動になる。「あんな馬鹿なことを信じていなければ、まだ生きていることができたのに」と言うのである。彼らは現代医療による治療の結果、どれだけ多くに人が命を落としているかには言及することなく、患者がなくなると「私達は全ての手を尽くしたが、命を救うことはできなかった」と言うのである。

自分がそのような立場になったらどうすべきか?

まず初めに生物学的関連性を調べる(インターネット、本、講義、セミナー)。それを知ったうえでトラウマ、トラウマの軌跡、信念システム、因果条件を探す。これを知ってしまえば、事は半分成し遂げられたことになる。活性状態の、または再発するトラウマの原因が分かったら、それに応じて自分の感情面を正し、できれば実際に変化をもたらす。必要な変化をもたらすための特効薬はない。もし自分でなすことは無理だと思われる場合はセラピストの助けを借りるとよい。第三者の方が事情をはっきりと見ることができる場合がよくある(木を見て森を見ず)。

もし既に回復期にあり、症状がそれほど重篤で

なければ、ただ回復を待つのみで大抵の場合は十分であるが、いつもというわけではない。時として自然のまたは現代医療の助けも必要である。もちろん、一番いいのは病気になる前に五つの生体自然法則を体得することである。そうすれば、診断を受けて激しいショックを受けるということは避けられるし、治療方法を決定するという重要な場面でも冷静でいられる。

トラウマを経験しない人などいない。人生では思いがけないことが良く起きるが、それに対処することが困難なこともある。基本的には冷静な姿勢で生きるということが大切である。しかし、自分の存在そのものに関わるような危機的状況で冷静でいることはできない。そのような時にトラウマを経験するのである。

終わりに

五つの生体自然法則が医療に革命を起こすということには疑う余地がない。問題は：現在支配的な医療-製薬-メディア企業連合がどれだけこの革命を遅らせるかということである。

残念なことに、新医学に関する評論には客観性が欠けている。ハマー博士は現代医療を激しく批判したが、状況は少しも改善されていない。それどころか彼らはハマー博士の見解に関心を持つ多くの人々を怯えさせ新医学から遠ざけさせたのである。

今、和解するときが来た。非難しても愛する人が戻ってくるわけではないし、未だに苦しんでいる人もたくさんいる。「自分たちは善意で行っていたのであり、ほかにそれより良い方法があることを知らなかった」と既成の医療制度が告白すれば、今まで犠牲になった人々も許してくれるに違いない。多くの医師もまた新しい時代の到来を待ち望んでいる。人を魂、精神、体という全体として治療できる時代、製薬業界からの誘惑に対して抵抗しなくてもいい時代を待ち望んでいる。

最後に最も大切なことに言及しておきたい。新医学は素晴らしいものである-医学に安定した基礎を与えるものである。そのおかげで私達は医学が科学であると言えるようになった。然し、トラウマの分析、ハマー病巣、細胞増殖、細胞分解などに集中するあまり最も大切なことを忘れてはならない。

愛は全ての傷をいやすことができる。

愛と喜びと思いやりをもって、神へ感謝し、そして神と一つとなり新医学を実践していこう。家族の力（生物学的解読／Bert Hellinger）に関する知識、心霊的指導者のメッセージ-すべての宗教の神髄をもって新医学を応用していこう。
そして他の治療分野にも橋を渡そう。それらの多くは私達に貴重なものを与えてくれる。
それらのことを実現できるようになって初めて新医学の可能性が展開されるようになる。-

原文

• ThePsychic Roots of Diseases
500以上の事例、器官による分類、カラーイラストから成る治療師と患者のための参考書。
著者ビェルン　アイブル（Björn Eybl）xxx ページXXXX出版社2018 ISBN 978-1-948909-36-5.

この本の内容と推薦事項はハマー博士の科学的発見に基づくものである。読者の啓発のために書かれたものであり、専門医の診断や治療に替わるものではない。

文責：著者 ビェルン　アイブル（Björn Eybl）
 Au bei der Traun 53,

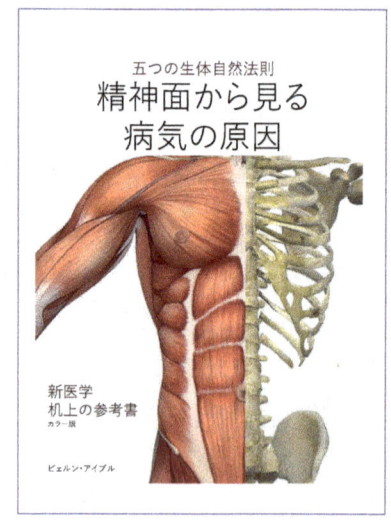

A-4623 Gunskirchen, Austria.

翻訳:磯部ベッカー幸枝

www.ingramcontent.com/pod-product-compliance
Lightning Source LLC
Chambersburg PA
CBHW071729020426
42333CB00017B/2457